BEI GRIN MACHT SICH IHR WISSEN BEZAHLT

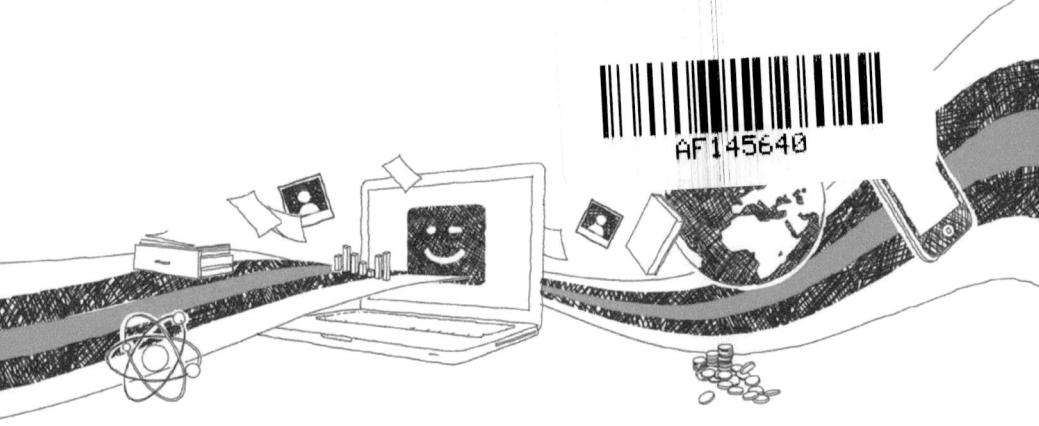

- Wir veröffentlichen Ihre Hausarbeit,
  Bachelor- und Masterarbeit

- Ihr eigenes eBook und Buch -
  weltweit in allen wichtigen Shops

- Verdienen Sie an jedem Verkauf

Jetzt bei www.GRIN.com hochladen und kostenlos publizieren

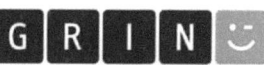

Bibliografische Information der Deutschen Nationalbibliothek:

Die Deutsche Bibliothek verzeichnet diese Publikation in der Deutschen National-bibliografie; detaillierte bibliografische Daten sind im Internet über http://dnb.d-nb.de/ abrufbar.

Impressum:

Copyright © 2017 GRIN Verlag, Open Publishing GmbH
Druck und Bindung: Books on Demand GmbH, Norderstedt Germany
ISBN: 9783668563407

Dieses Buch bei GRIN:

http://www.grin.com/de/e-book/378874/fachkraeftemangel-in-der-intensivpflege

Hanno Lüttmann

Fachkräftemangel in der Intensivpflege

GRIN Verlag

GRIN - Your knowledge has value

Der GRIN Verlag publiziert seit 1998 wissenschaftliche Arbeiten von Studenten, Hochschullehrern und anderen Akademikern als eBook und gedrucktes Buch. Die Verlagswebsite www.grin.com ist die ideale Plattform zur Veröffentlichung von Hausarbeiten, Abschlussarbeiten, wissenschaftlichen Aufsätzen, Dissertationen und Fachbüchern.

Besuchen Sie uns im Internet:

http://www.grin.com/

http://www.facebook.com/grincom

http://www.twitter.com/grin_com

Fachhochschule Bielefeld
Fachbereich Wirtschaft und Gesundheit
Lehreinheit Pflege und Gesundheit

HAUSARBEIT

im Rahmen der Lehrveranstaltung Fachbezogene

Forschung und evidenzbasierte Praxis in der Pflege

Fachkräftemangel in der Intensivpflege

Verfasser

Lüttmann, Hanno

Sommersemester 2017

Datum der Abgabe: 10.10.2017

Inhaltsverzeichnis

Abbildungsverzeichnis

Tabellenverzeichnis

Abkürzungsverzeichnis

DKI	Deutsches Krankenhaus Institut
DKG	Deutsche Krankenhausgesellschaft
DIVI	Deutsche Interdisziplinäre Vereinigung für Intensiv- und Notfallmedizin
DGF	Deutsche Gesellschaft für Fachkrankenpflege und Funktionsdienste e.V.
ECMO	Extrakorporale Membran Oxygenierung
G-BA	Gemeinsamer Bundesausschuss

1. Einleitung

Seit vielen Jahren werden Menschen mit lebensbedrohlichen Krankheiten wie Herzinfarkt, Krebserkrankungen oder chronischen Krankheiten von fachlich ausgebildetem Personal auf Deutschlands Intensivstationen versorgt. Aufgrund der sich ändernden Bevölkerungsstruktur verschärft sich der Fachkräftemangel, und die Krankenhäuser haben Probleme, freie Stellen in der Intensivpflege zu besetzten. Bundesweit sind derzeit 3150 Stellen in der Intensivpflege unbesetzt (Blum, K., 2017, S.104).

Der demografische Wandel hat dabei nicht nur einen großen Einfluss auf die gesamte Arbeitswelt, sondern auch auf die Pflegebranche im Speziellen. Es wird davon ausgegangen, dass die Zahl der älteren Menschen dramatisch ansteigt, gleichzeitig aber die jüngere Bevölkerung abnimmt. Bereits heute ist eine Überalterung der Fachkräfte in Pflegeberufen in Deutschland bemerkbar. Doch nicht nur die Zahl der älteren Arbeitsbevölkerung nimmt zu, sondern auch die Zahl der pflegebedürftigen Menschen. Aktuellen Prognosen zufolge werden bereits im Jahr 2030 ungefähr 3,2 Millionen Menschen pflegebedürftig sein (Weidlich, L: et al. 2015. o. S). Der demografische Wandel trägt maßgeblich zum erhöhten Patientenaufkommen und zur erhöhten Arbeitsbelastung von Pflegekräften bei. Außerdem kämpften die Krankenhäuser in Deutschland um Fachkräfte in der Intensivpflege. Der sich immer stärker abzeichnende Fachkräftemangel resultiert nicht nur aus zu wenig Nachwuchs. Auch die hohe Arbeitsbelastung der Pflegekräfte sorgt für eine enorm hohe Fluktuationsquote in der Intensivpflege. Durchschnittlich beträgt die Fluktuationsquote auf Intensivstationen 9,2%. „Im Jahr 2015 hat somit jede 11. Pflegekraft die Intensivstation ihres Krankenhauses verlassen" (Bluhm, K. S. 61).

Diese Hausarbeite beschäftig sich mit der Erstellung eines Forschungsplans, um Gründe für den Fachkräftemangel auf Intensivstationen zu finden. Hierzu erfolgt zunächst eine ausführliche Literaturrecherche, um Gründe für den Fachkräftemangel in der Intensivpflege nachvollziehen zu können. Im Anschluss wird auf Grundlage der gesammelten Daten eine Forschungsfrage entwickelt und erläutert. Im Hauptteil dieser Arbeit wird begründet, nach welcher Forschungsstrategie vorgegangen wird, außerdem wird das methodische Vorgehen, die Planung sowie Datenerhebung dargestellt. Zum Schluss dieser Arbeit werden Ergebnisse diskutiert und ein Fazit dieser Arbeit gezogen.

2. Fachkräftemangel in der Intensivpflege

2.1 Demografischer Wandel

Die deutsche Bevölkerung bestand im Jahr 2009 aus rund 81,8 Millionen Menschen (Statistisches Bundesamt, Datenreport 2011, S. 11). Im Jahre 2016 lebten laut Statistischen Bundesamt bereits 82,8 Millionen Menschen in Deutschland. Das entspricht einem Bevölkerungszuwachs von einer Million. Dieser Anstieg wird durch Zuwanderung und ein positiver Wanderungssaldo begründet. Es gibt demnach mehr Menschen, die ein- als auswandern. Dies spiegelt sich auch in der Zahl der Pflegebedürftigen Menschen wider. Im Dezember 2015 waren in Deutschland 2,86 Millionen Menschen pflegebedürftig. Im Dezember 2013 waren es noch 2,626 Millionen. Die Zahl der pflegebedürftigen Menschen hat somit um 8,9% zugenommen (Statistisches Bundesamt, Pressemitteilung: 2017). Diese Zahlen spiegeln auch die steigenden Patientenzahlen im Krankenhaus wider. Die Zahl der zu behandelnden Patienten ist von 1991-2010 um fast 25% gestiegen, und das statistische Bundesamt erwartet, dass bis 2030 Jährlich weitere zwei Millionen Patienten versorgt werden müssen (Weidlich, L: et al. 2015. o. S.).

Auch die Zahl der Intensivkapazitäten hat in Deutschland zugenommen. Zwar sank die Anzahl der Krankenhäuser mit Intensivstationen von 1.351 auf 1.247, dennoch stieg die Anzahl der vorhandenen Intensivbetten. Im Jahr 2002 betrug die Anzahl der Intensivbetten 23.113 und stieg im Jahr 2012 auf 26.162. Auch die steigenden Behandlungsfälle in der Intensivpflege zeigen ein deutlich höheres Patientenaufkommen in Deutschland (Weidlich, L: et al. 2015. o. S.). Der demografische Wandel trägt maßgeblich zum erhöhten Patientenaufkomme und zur erhöhten Arbeitsbelastung von Pflegekräften bei.

2.2 Personalsituation in der Intensivpflege

Die Deutsch Krankenhausgesellschaft stellte im Juli 2017 das aktuelle Gutachten „Personalsituationen in der Intensivpflege und Intensivmedizin" vor. In der repräsentativen Studie wurde im Auftrag der Deutschen Krankenhausgesellschafft eine schriftliche Befragung deutscher Krankenhäuser vorgenommen, um die aktuelle Personalsituation auf Intensivstationen zu erfassen. Im Erhebungszeitraum von September 2016 bis November 2016 wurden insgesamt 1.261 Krankenhäuser schriftlich befragt. Die Rücklaufquote betrug 25%; somit nahmen 314 Krankenhäuser mit Intensivstationen an der Befragung teil. Als Erhebungsinstrument wurde ein standardisierter zwölfseitiger Fragebogen mit ca. 150 Items genutzt. „Ziel dieses Projektes war es, eine differenzierte und datenbasierte Grundlage für das Thema der Personalbesetzung und Fachkraftquote in der Intensivmedizin zu schaffen" (Blum, K., 2017, S. 8). Außerdem wurden Forschungsfragen wie: Anzahl der Intensivstationen in Deutschland, Anzahl der Pflegekräfte und Fachkraftquote, Stellenbesetzungsprobleme und Umsetzungstand der G-BA Richtlinien behandelt (Blum, K., 2017, S. 8-9).

Tabelle 1 Examinierte Pflegekräfte pro belegtem Intensivbett

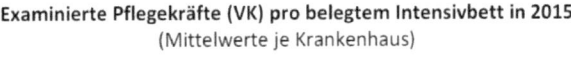

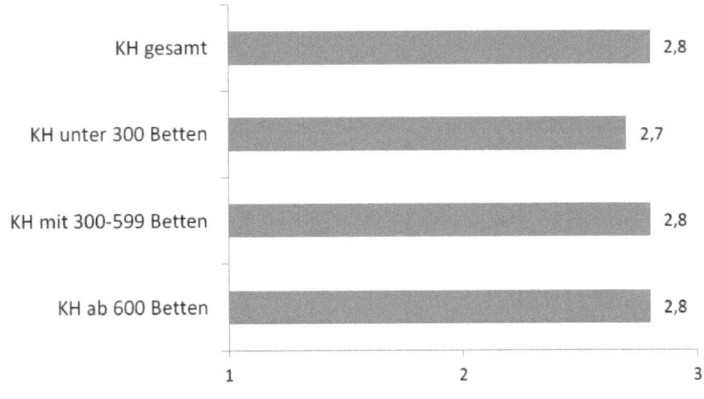

Examinierte Pflegekräfte (VK) pro belegtem Intensivbett in 2015
(Mittelwerte je Krankenhaus)

KH gesamt	2,8
KH unter 300 Betten	2,7
KH mit 300-599 Betten	2,8
KH ab 600 Betten	2,8

(entnommen aus: Blum, K. 2017, S 32)

In den 314 Stichprobenkrankenhäusern wurden im Jahr 2015 rund 557.350 Patienten intensivmedizinisch und intensivpflegerisch behandelt. Das ergibt ein durchschnittliches Patientenaufkommen von 1.775 Patienten pro Jahr. Die DKI stellt in ihrer Befragung fest, dass im Jahr 2015, hochgerechnet auf die Grundgesamtheit der 1.261 Krankenhäuser, 69.700 Köpfe bzw. 53.400 Vollzeitkräfte, die auf Intensivstationen der befragten Krankenhäuser arbeiten.

Das Betreuungsverhältnis in der Intensivpflege variiert jedoch durch verschiedene Faktoren wie Schichtbesetzung, Urlaubs- und Krankheitstage. Die DKI kommt auf eine Nettoarbeitszeit von 200 Tagen pro Jahr und somit auf ein Pflege-zu-Patient-Verhältnis von 2,2 Fällen pro Schicht (Blum, K., 2017, S.32ff). Dies entspricht in etwa den Vorgaben der DIVI, die im nächsten Abschnitt beschrieben werden.

Tabelle 2 Intensivfälle pro Pflegekraft und Schicht in 2015

Kennwerte	Gesamt	ITS in KH unter 300 Betten	ITS in KH mit 300-599 Betten	ITS in KH ab 600 Betten
Intensivfälle pro Pflegekraft (VK) und Schicht				
Mittelwert	2,2	2,1	2,2	2,2
Standardabweichung	0,6	0,6	0,6	0,4
Unterer Quartilswert	1,8	1,8	1,9	1,9
Median	2,1	2,0	2,1	2,2
Oberer Quartilswert	2,4	2,4	2,4	2,5

(entnommen aus: Bluhm, K. S.34)

2.3 DIVI Empfehlungen

Die Deutsche Interdisziplinäre Vereinigung für Intensiv- und Notfallmedizin (DIVI) gibt Empfehlungen für die Personalbesetzung von Intensivstationen heraus. Demnach ist eine Pflegekraft für zwei Intensivbehandlungsplätze erforderlich. Dies entspricht einer Betreuung von eins zu zwei. Außerdem soll pro Intensivstation eine pflegerische Leitung mit der Fachweiterbildung für Intensivpflege- und Anästhesie vorgehalten werden, um eine optimale Versorgung der Patienten zu gewährleisten. Die DIVI stützt sich bei diesen Empfehlungen auf verschiedene Studien, die belegen, dass durch ein höheres Pflege-zu-Patient-Verhältnis Komplikationen wie Medikationsfehler, nosokomiale Infektionen, Dekubitus-Geschwüre und andere kritische Zwischenfälle vermieden bzw. reduziert werden. Die ausreichende personelle Besetzung ist ein wichtiger Faktor, um Behandlungserfolg, Patientensicherheit und somit optimale Behandlung des Patienten zu gewährleisten. Die DIVI weist ausdrücklich darauf hin, dass bei der Stellenabmessung nicht nur die tatsächliche Belegung, sondern die betriebsbereiten Intensivplätze berücksichtigt werden müssen (Jorch, G. et al., 2010, S.14ff).

2.4 Stellenbesetzungsprobleme in der Intensivpflege

Die größte Herausforderung der Pflegedienstleitungen ist es, die freien Intensivstellen zu besetzten. Stellenbesetzungsprobleme sind schon seit einigen Jahren ein großes Problem für die Krankenhäuser. Das DKI berichtet in ihrem Gutachten, dass im Jahr 2016 53% der Krankenhäuser Probleme hatten, ihre Stellen im Intensivbereich zu besetzten. Im Vergleich zu Jahre 2009 waren es nur ca. 22%; somit hat sich die Zahl der betroffenen Krankenhäuser mehr als verdoppelt (Blum, K., 2017, S.104).

Tabelle 3 Anzahl offener Stellen im Pflegedienst der Intensivstation

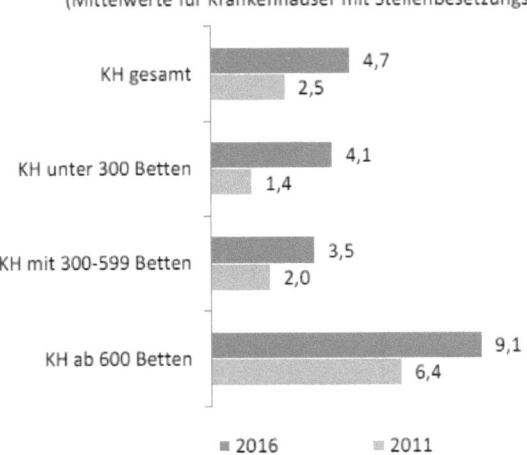

Anzahl offener Stellen im Pflegedienst der Intensivstation
(Mittelwerte für Krankenhäuser mit Stellenbesetzungsproblemen)

KH gesamt — 4,7 / 2,5
KH unter 300 Betten — 4,1 / 1,4
KH mit 300-599 Betten — 3,5 / 2,0
KH ab 600 Betten — 9,1 / 6,4

■ 2016   ■ 2011

(entnommen aus: Bluhm, K. S.55)

Die Anzahl der offenen Stellen im Pflegedienst der Intensivstationen macht deutlich, wie ernst die Lage ist: Seit 2011 hat sich das Stellenbesetzungsproblem deutlich verschärft. „Bundesweit waren hochgerechnet schätzungsweise rund 3.150 Vollkraftstellen in der Intensivpflege [...] unbesetzt" (Blum, K., 2017, S.104). Bei einem Viertel der Krankenhäuser sind offene Stellen über 24 Wochen unbesetzt (ebd. S. 105). Ein weiterer großer Faktor für die Stellenbesetzungsprobleme auf Intensivstationen ist die hohe Fluktuationsquote. In der Befragung vom DKI geben 83% der befragten Krankenhäuser an, dass Pflegekräfte aus dem intensivpflegerischen Bereich ausgeschieden sind. Die Gründe hierfür sind u.a. Wechsel zu einem anderen Arbeitgeber, interner Stellenwechsel, Renteneintritt, Mutterschutz und Elternzeit. Durchschnittlich beträgt die Fluktuationsquote auf Intensivstationen 9,2%. „Im Jahr 2015 hat somit jede 11. Pflegekraft die Intensivstation ihres Krankenhauses verlassen" (Bluhm, K. S. 61).

Auch die Deutsche Gesellschaft für Fachkrankenpflege und Funktionsdienste e.v. äußert Bedenken um die gute und sichere Versorgung der Intensivpatienten. Nationale und internationale Studien belegen inzwischen zahlreiche Mängel in der Patientenversorgung. Mangelhafte Hygiene mit der Folge vermehrter nosokomialer Infektionen, Fehler in der Medikamentenapplikation und verspätete Analgesie. Zudem muss das Pflegepersonal immer mehr Aufgaben übernehmen wie z.B. Entwöhnung des Patienten vom Beatmungsgerät, Steuerung der medikamentösen Therapie, Bedienung von medizinischen Geräten und Begleitung von Patienten und deren Angehörigen im Sterbeprozess (Weidlich, L: et al. 2015. o. S.). Aufgrund dessen fordert die DGF die Einhaltung der Empfehlungen der DIVI mit mindestens einer Pflegekraft für zwei Patienten und darüber hinaus für Patienten mit erhöhter Versorgungsanforderung wie Dialyse oder ECMO eine zusätzliche Pflegekraft pro Schicht (ebd. o. S.).

3. Ableitung einer Forschungsfrage

Die Studie des Deutschen Krankenhaus Instituts und der Deutschen Krankenhausgesellschaft macht deutlich, wie aktuell und wichtig das Thema „Fachkräftemangel in der Intensivpflege" ist. Aufgrund der immer weiter steigenden Zahlen der pflegebedürftigen Menschen, die aktuellen Stellenbesetzungsprobleme in der Intensivpflege und die damit verbundenen Auswirkungen auf die Patientensicherheit macht die Relevanz des Themas deutlich.

Ziel der quantitativen Studie war es, eine Bestandsaufnahme der Personalsituation in der Intensivpflege der deutschen Krankenhäuser durchzuführen, „[...] eine differenzierte und datenbasierte Grundlage für das Thema der Personalbesetzung und Fachkraftquote in der Intensivmedizin zu schaffen" (Blum, K., 2017, S. 8), um einen Überblick über die aktuelle Personallage auf Intensivstationen zu bekommen (Blum, K., 2017, S. 8-9). Dies ist dem DKI gelungen, doch lässt die quantitative Studie des

DKI noch weitere Fragen offen, die beantwortet werden müssen, um mögliche Ansätze einer Problemlösung herauszustellen. In dem Gutachten des Deutschen Krankenhaus Instituts werden Probleme der Stellenbesetzung und der Fluktuation nur kurz erläutert. Es wurden Stellenbesetzungsprobleme durch die Befragung der Krankenhäuser erfasst, Gründe für die Fluktuation jedoch lediglich dargestellt.

Hier erschließt sich für mich eine Forschungslücke. Es ist notwendig, sich mit weitere Fragen zum Thema Fachkräftemangel auf Intensivstationen zu beschäftigen, um Lösungsansätze für dieses Problem zu finden. Diese Studie beschäftigt sich mit folgender Forschungsfrage: Aus welchen Beweggründen wechseln oder verlassen Mitarbeiter in der Intensivpflege ihren Arbeitsplatz? Außerdem stellen sich für mich weitere Forschungsfragen, die ich mit meiner Arbeit beantworten möchte: Wie ist es möglich, Pflegekräfte auf der Intensivstation zu halten? Was muss der Arbeitgeber tun, um die Mitarbeiter zu binden? Außerdem stellt sich mir die Frage, was muss unternommen werden, um neue Mitarbeiter zu gewinnen?

Mit diesen Fragen werde ich mich in meiner Forschungsarbeit beschäftigen und versuchen, diese in einer qualitativen Studie zu beantworten, eine Hypothese zu erstellen und daraus Handlungsempfehlungen für die Krankenhäuser zu erarbeiten, damit die Personalsituation auf Intensivstationen nachhaltig verbessert werden kann.

4. Begründung der gewählten Forschungsstrategie

Die Forschungsstrategie erfolgte nach bestimmten Forschungsschritten zirkulär. Die Auswahl des Verfahrens, die Auswahl der Untersuchungseinheiten, die Datenerhebung als auch die Datenauswertung. Dabei beeinflussen sich alle Schritte unmittelbar. Durch die Literaturrecherche ergab sich in diesem Fall das qualitative Interview, welches später noch genauer vorgestellt wird, als am besten geeignetes Erhebungsverfahren (Witt, H., 2001. o. S.).

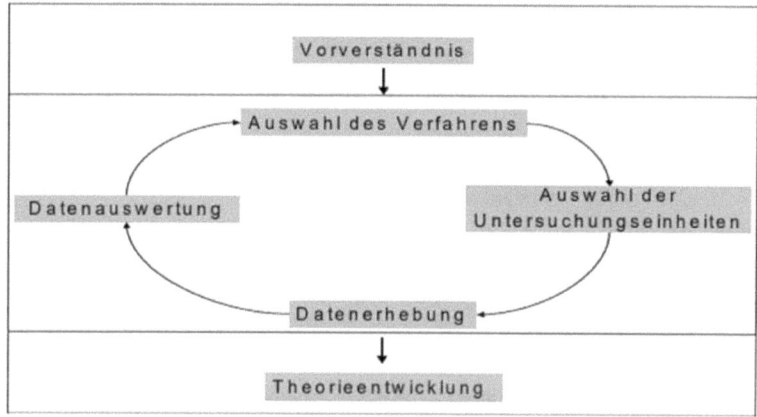

Abbildung 1 Schematische Darstellung der zirkulären Forschungsstrategie

(entnommen aus: Lamnek, S. & Krell, K., 2010. S.174)

4.1 Forschungsstrategie

Um Gründe für die Fluktuation auf Intensivstationen zu finden, eignet sich am besten eine qualitative Befragung. Aus diesem Grund soll eine mündliche Mitarbeiterbefragung durchgeführt werden. Hierbei werden Pflegekräfte befragt, die aus dem Intensivpflegedienst ausgeschieden sind. Ausgeschieden meint in diesem Fall, Gesundheits- und Krankenpfleger/ innen sowie Fachkrankenpfleger/ für Intensiv- und Anästhesiepflege, die im Intensivpflegedienst tätig waren und ihren Arbeitsplatz gewechselt haben (Wechsel zu einem anderen Krankenhaus, innerbetrieblicher Stellenwechseln oder Aufnahme eines Studiums etc.). Um herauszufinden, aus welchen Beweggründen sie dies getan haben und um diese möglichst genau beschreiben zu können, wähle ich einen qualitativen Forschungsansatz. Hierbei werden Phänomene beschrieben und subjektives Erleben des Befragten ganzheitlich erfasst.

Bei der qualitativen Forschung geht es nicht darum, Aussagen zu machen, die verallgemeinert werden können. Es geht darum, aus den gesammelten Daten der Interviews individuelles Erleben zu beschreiben, um ein Konzept oder eine Theorie zu entwickeln (Mayer, H., 2007. S. 71-72). Ziel ist es, Handlungsempfehlungen für die Krankenhäuser zu erarbeiten, damit die Personalsituation auf Intensivstationen nachhaltig verbessert werden kann.

5. Methodische Grundlagen dieser Studie

Im Folgenden werden die methodischen Grundlagen dieser Studie dargestellt. Das Vorgehen wird beschrieben, außerdem werden Aussagen zur Planung und Durchführung der Studie erläutert.

5.1 Forschungsdesign

Diese Studie folgt dem qualitativen Forschungsansatz, um individuelle Meinungen, Gefühle und situatives Erleben der Arbeitnehmer auf einer Intensivstation in Erfahrung zu bringen. Hierfür eignet sich ein nicht standardisiertes problemzentriertes Einzelinterview. „Ziel bei dieser Form von Interviews ist es, die persönliche Sichtweise der Befragten zu gewissen Problembereichen innerhalb der Gesellschaft zu erfassen" (Mayer, H., 2015. S. 215). Diese Form eignete sich besonders gut, da die Problemzentrierung auf dem Fachkräftemangel in der Intensivpflege liegt. Die Interviews werden mittels flexiblem Interviewleitfaden durchgeführt. Sie sollen einem offenen Gespräch möglichst nahekommen. Die Teilnehmer sollen die Fragen möglichst frei beantworten, um viele Aspekte, Gefühle und Meinungen zu erfassen (Mayer, H., 2007. S. 114 ff).

Während der Interviews liegt ein Leitfaden zur Seite, um relevante Aspekte nicht im Verlauf des Interviews zu vergessen. Erfordert es die Gesprächssituation, kann darauf zurückgegriffen werden, ansonsten wird der Interviewpartner aufgefordert, möglichst frei zu erzählen. Tauchen die relevanten Punkte im Verlauf der Erzählung nicht oder unvollständig auf, kann der Interviewer nachhaken. Ziel ist es, die persönliche Sichtweise der Befragten zu erfassen (Witt, H., 2001. o. S.).

5.2   Der Interviewleitfaden

Die Formulierung des Interviewleitfadens (siehe Anhang) geschah im Vorfeld der Befragung und dient als Gedächtnisstütze für den Interviewer. Als Grundlage für die Entwicklung des Leitfadens dienten Hypothesen und offene Fragen aus der Literaturrecherche. Aus diesen wurden Fragestellungen abgeleitet, die sich für das Ziel dieser Studie als sinnvoll erwiesen. Die Fragen wurden möglichst offen formuliert und liegen dem Interviewer während des Gesprächs als Orientierungshilfe vor. Der Leitfaden für diese qualitative Befragung wurde sehr offen gehandhabt. Die Fragen dienten als Ausgangspunkt und als Orientierungshilfe, um das Interview zu strukturieren und dem Interview einen zeitlichen Rahmen zu setzen (Spehl, H. & Gensheimer, M., 2004. O.S.). Da es sich um eine offenes Interview handelt, werden die Fragen nicht nacheinander beantwortet; der/die Befragte entscheidet selbst, wann welches Thema angesprochen wird, die interviewende Person muss lediglich darauf achten, dass alle Themen im Interview behandelt werden.

5.3   Auswahl der Teilnehmer

Bei der Auswahl der Teilnehmer dieser Studie müssen gezielt Personen ausgewählt werden, die über bestimmte Kenntnisse, Ansichten und Erfahrungen verfügen. Somit erfolgt eine gesteuerte Stichprobenauswahl (Bruns, N. & Grove, K. 2005. S.434). Dabei stehen die Nützlichkeit und die Angemessenheit im Vordergrund, um an wichtige Informationen zu kommen. Die Stichprobengröße wird bewusst klein gewählt. Das Leitprinzip ist die Datensättigung. Hierfür werden im ersten Schritt vier Teilnehmer ausgewählt. „Datensättigung bedeutet, dass durch neuerliche Datenerhebungen keine neuen Daten mehr erhoben werden können" (Mayer, H., 2007. S. 155). Die Auswahl der Teilnehmer erfolgt über Kontakt zu einem Krankenhausverbund in Nordrhein-Westfalen Mitarbeiter, die in den letzten Jahren auf Intensivstationen dieses Krankenhausverbundes tätig waren und jetzt ihren Arbeitsplatz gewechselt haben, werden kontaktiert und gefragt, ob sie an dieser freiwilligen Befragung teilnehmen möchten. Aus dieser Gruppe werden dann vier Teilnehmer ausgewählt.

5.4   Methode der Datenerhebung

Als Befragungsform wird, wie schon erwähnt, die mündliche Befragung, in Form eins qualitativen Interviews gewählt. Bewusst wird eine offene Interviewform gewählt. Die Teilnehmer sollen alles ansprechen, was ihnen auffällt, so können mögliche Aspekte, die der/die Forschende übersehen hat, trotzdem erfasst werden (Bruns, N. & Grove, K. 2005. S.437). Die Einzelinterviews finden im Jahr 2017 nach Terminvereinbarung mit den Teilnehmern statt.

Zur Vorbereitung werden die Hauptfragen des Interviewleitfadens eine Woche vor dem Interview an die Teilnehmer/innen gesendet. Die Moderation der Interviews wird mittels des Interviewleitfadens gesteuert. „Um wirklich gute Interviews zu bekommen, muß man (…) in die Lebenswelt dieser betreffenden Menschen gehen und darf sie nicht in Situationen interviewen, die ihnen unangenehm oder fremd sind" (Girtler, 1984, S. 151, zit. nach Lamnek, S. & Krell, K., 2010. S. 354). Die Interviews finden in einer neutralen Umgebung statt. Die Interviews werden mittels Audioaufzeichnung gespeichert. Zeitlich sollen die Fragen in ca. 60 Minuten beantwortet werden. Damit gewährleistet wird, dass alle interessanten Themenbereiche auch angesprochen werden, ohne den Erzählfluss zu unterbrechen, gibt es als Gesprächseinleitung lediglich Informationen, zu welchem Zweck das Interview dient, dass alle Daten vertraulich sind und dass das Interview aufgezeichnet wird. Im Anschluss werden die Interviewpartner/innen gebeten, alles zu erzählen, was ihnen zum Thema: „Fachkräftemangel auf Intensivstationen" einfällt. (Witt, H., 2001. o. S.) Anhand des Interviewleitfanden werden im Verlauf des Gespräches gezielte Nachfragen gestellt, um gewünschte Ergebnisse und Informationen zu erfassen und das Interview zu lenken.

5.5   Ethische Aspekte

Um die Wahrung der Rechte des Menschen im Forschungsprozess zu gewährleisten, werden die allgemeinen ethischen Aspekte der Pflegeforschung berücksichtigt. Hierbei wird darauf geachtet, dass die Teilnehmer umfassende Informationen über Ziel, Zweck und Vorgehensweise der Studie erhalten. Durch die freiwillige Teilnahme der Teilnehmer/innen, können alle Punkte des „informed consens" erfüllt werden. Die Einwilligung wird schriftlich festgehalten. Des Weiteren wird darauf geachtet, dass Anonymität gewahrt und Schutz der Teilnehmer vor eventuellen Schäden durch die Teilnahme gewährleistet ist (Meyer, H., 2007. S. 53ff). Da der Krankenhausverbund, in dem die Befragung durchgeführt wird, über eine eigene Ethikkommission verfügt, wird der Forschungsplan vor Beginn der Studie der Ethikkommission vorgestellt.

5.6 Gütekriterien

Zur Beurteilung der qualitativen Forschung werden in der Literatur verschiedene Gütekriterien diskutiert. In dieser Arbeit werden die Gütekriterien von Phillip Mayring (2002) verwendet. Seine Gütekriterien beruhen auf Verfahrensdokumentation, argumentative Interpretationsabsicherung, Regelgeleitetheit, Nähe zum Gegenstand, kommunikative Validierung und Triangulation (Mayer, H., 2007. S. 78-81).

6. Methode der Datenauswertung

6.1 Aufbereiten der Datenbestände

Die Daten, die aus den Interviews entstehen, machen eine Analyse möglich. Das Forschungsinteresse besteht darin, etwas über die Beweggründe von ehemaligen Mitarbeitern einer Intensivstation zu erfahren, warum sie ihren Arbeitsplatz verlassen bzw. gewechselt haben. Im ersten Schritt erfolgt die Aufbereitung der qualitativen Datenbestände. Da es sich bei diesen Daten um Audioaufzeichnungen der Interviews handelt, werden diese transkribiert (Meyer, H., 2007. S.139). Da sprachliche Aspekte in dieser Befragung keine Rolle spielen, erweist sich das Transkribieren in normales Schriftdeutsch als am sinnvollsten. Auf diese Weise wird das Transkribieren, Lesen und Bearbeiten der Interviews deutlich leichter (Meyer, H., 2015. S.275).

6.2 Datenauswertung

Die Datenauswertung spielt bei der qualitativen Forschung eine große Rolle. Sie wird in drei Teile unterteilt: Beschreibung, Analyse und Interpretation. (Bruns, N. & Grove, K. 2005. S.439). In dieser Arbeit werden nach der Transkription alle Interviews analysiert und mittels interpretativ-reduktivem Verfahren ausgewertet. Um an die gewünschten Ergebnisse zu gelangen, ist es nicht notwendig, in die Tiefe zu gehen. Die tatsächlichen Aussagen der Teilnehmer werden umschrieben und miteinander verknüpft. (Lamnek, 1995, zit. nach Meyer, H. 2015. S 278).

Bei der Datenauswertung mittels interpretativ-reduktiven Verfahren wird in vier Schritten vorgegangen. Im ersten Schritt werden inhaltlich wichtige Stellen herausgefiltert und markiert. Nachdem die Transkripte mehrfach gelesen wurden, stellen sich für die Studie relevante Aussagen heraus. Im zweiten Schritt der Datenauswertung werden Kategorien aus den einzelnen Transkripten gebildet, um Überbegriffe für die Bedeutung zu finden. Nachdem jedes Einzelinterview in diverse Kategorien eingeteilt wurde, ergab im dritten Schritt des reduktiven Verfahrens eine Zusammen-führung aller Einzelinterviews in ein großes Kategorie-System. Im letzten Schritt der Datenauswertung können Zusammenhänge zwischen den Daten hergestellt werden. Sie werden verglichen und interpretiert. Dieser Schritt ist wichtig, um die Interpretation der Daten für die Bildung von Theorien nutzen zu können (Mayer, H., 2007 S.140ff).

6.3 Darstellung der qualitativen Ergebnisse

Am Ende des Forschungsprozesses wird überlegt, welche Bedeutung die Ergebnisse und die ggf. entstandenen Theorien für die Pflegepraxis haben. Es müssen Schluss-folgerungen formuliert werden, um Handlungsempfehlungen zu erarbeiten, die um-gesetzt werden können. Dies sollte in einem Forschungsbericht festgehalten werden, der sowohl den inhaltlichen also auch den wissenschaftlichen Ansprüchen gerecht wird. Außerdem muss überlegt werden, in welchem Rahmen die Forschungsarbeit publiziert wird, um einen möglichst großen Nutzen für die Pflegepraxis zu erlangen (Mayer, H. 2015. S.351ff). Die Abbildung von Hanna Mayer zeigt hier einige Mög-lichkeiten auf, die der Forscher/die Forscherin hat, um Ihre Forschungsarbeit zu ver-öffentlichen und zu präsentieren.

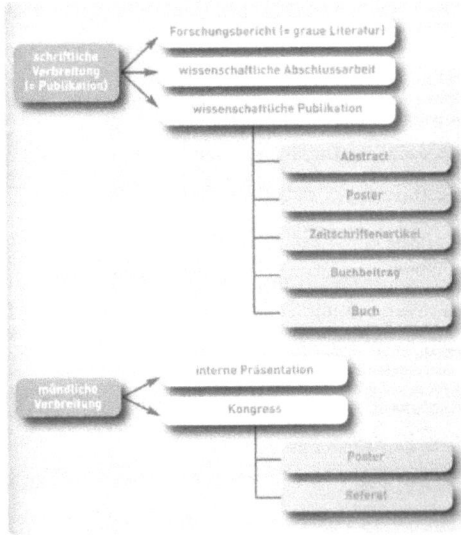

Abbildung 2 Wege der Verbreitung von Forschungsergebnissen

(entnommen aus: Mayer, H., 2015. S. 357)

7. Diskussion und Fazit

Diese Arbeit zeigt auf, dass Fachkräftemangel in der Intensivpflege sowohl zum heutigen Zeitpunkt als auch für die Zukunft enorme Probleme birgt. Die Arbeitsbelastung in der Intensivpflege steigt durch immer weiter anwachsende Patientenzahlen, mehr pflegerische Aufgabe wie Dokumentation, Betreuung von Angehörigen und Betreuung technischer Geräte durch Innovationen in der Medizin. Auch die von der DIVI veröffentlichten Richtlinien zeigen, dass ein Pflege-zu-Patient-Verhältnis von eins zu zwei wichtig für die Patientensicherheit ist, um eine gute Behandlungsqualität zu ermöglichen. Trotz dieser Gutachten und Studien haben die Krankenhäuser Probleme, die vakanten Stellen zu besetzen.

Das aktuelle Gutachten des Deutschen Krankenhausinstituts zeigt, dass die Stellenbesetzungsprobleme und die hohe Personalfluktuation in der Intensivpflege die größte Herausforderung darstellen. Sowohl für die Krankenhäuser, als auch für die Pflegekräfte in Deutschland. Auf dieser Grundlage muss herausgefunden werden, durch welche Maßnahmen der Fachkräftemangel eingedämmt werden kann, sei es durch Halten der Mitarbeiter auf der Station, durch Verbesserung der Arbeitsbedingungen oder durch die Akquirierung neuer Mitarbeiten für den Bereich der Intensivpflege. Um diese große Herausforderung bewältigen zu können, ist es sinnvoll, den Forschungsplan dieser Arbeit umzusetzen. Die pflegewissenschaftlich qualitative Befragung durchführen, um Beweggründe für die hohe Fluktuationsquote in der Intensivpflege zu erfassen.

Aufgrund der Forschungsergebnisse dieser Arbeit sollen im Anschluss Handlungsempfehlungen für die Krankenhäuser erarbeitet werden, damit die Personalsituation auf Intensivstationen in Deutschland nachhaltig verbessert werden kann.

Literaturverzeichnis

Blum, K. (2017). Personalsituation in der Intensivpflege und Intensivmedizin. Düsseldorf: Deutsches Krankenhausinstitut

Bruns, N. & Grove, S. (Hrsg.). (2005). Pflegeforschung verstehen und anwenden. München: Urban & Fischer

Deutsches Krankenhausinstitut[DKI]. (2016). Krankenhaus Barometer. Abgerufen am 22.08.2017 von https://www.dki.de/sites/default/files/downloads/2016_12_19_kh_barometer_fi nal.pdf

Deutsches Krankenhausinstitut [DKI]. (2010). Krankenhaus Barometer. Abgerufen am 22.08.2017 von http://www.dkgev.de/media/file/8607.2010_12_01_Krankenhaus_Barometer_g esamt.pdf

Lamnek, S. & Krell, C. (2016). Qualitative Sozialforschung. (6., überarbeitete Auflage). Weinheim: Beltz

Mayer, H. (2015) Pflegeforschung anwenden. (4. vollständig überarbeitete Auflage). Wien: Facultas Verlag

Meyer, H. (2007). Pflegeforschung kennen lernen (4. Aktualisierte Auflage). Wien: Facultas Verlag

Jorch, G., Kluge, S., König, F., Markewitz, A., Notz, K., Parvu, V., Quintel, M., Schneider, D., Sybrecht, W. & Waydhas, C. (2010). Deutsche Interdisziplinäre Vereinigung für Intensiv- und Notfallmedizin (DIVI)Empfehlungen zur Struktur und Ausstattung von Intensivstationen

Spehl, H. & Gensheimer, M. (2004) Koordination und Methoden. Abgerufen am 12.09.2017 von https://www.uni-trier.de/fileadmin/fb4/.../Endbericht_Gruppe_Koordination.doc

Statistisches Bundesamt. (2017). Pressemitteilung vom 16. Januar 2017. Knapp 2,9 Millionen Pflegebedürftige im Dezember 2015. Abgerufen am 11.09.2017 von https://www.destatis.de/DE/PresseService/Presse/Pressemitteilungen/2017/01/ PD17_017_224pdf.pdf?__blob=publicationFile

Statistisches Bundesamt. (2017). Pressemitteilung vom 27. Januar 2017. Bevölkerung in Deutschland voraussichtlich auf 82,8 Millionen gestiegen. Abgerufen am 11.09.2017 von https://www.destatis.de/DE/PresseService/Presse/Pressemitteilungen/2017/01/ PD17_033_12411pdf.pdf?__blob=publicationFile

Siegling, B. & Isfort, M. (2015). Machen Fachweiterbildungen zufrieden? *Intensiv; 23(5), S. 250-257.*

Ullrich, L., Stolecki, D. & Grünwewald, M. (Hrsg.). (2010). Intensivpflege und Anästhesie (2. Auflage). Stuttgart: Thieme

Weidlich, M., Schmitt, R., Peter, W., Kühn, I., Kaltwasser, A., Green, G., Ullrich, L. & Stolecki, D. (2015). Empfehlung zur Qualitativen und Quantitativen Pflegepersonalbesetzung von Intensivstationen. Deutsche Gesellschaft für Fachkrankenpflege und Funktionsdienste e.V.

Witt, H. (2001). Forschungsstrategien bei quantitativer und qualitativer Sozialforschung. Abgerufen am 13.09.2017 von http://www.qualitative-research.net/index.php/fqs/article/view/969/2114

8. Anlang

Interviewleitfaden zum Thema Fachkräftemangel in der Intensivpflege von Hanno Lüttmann

Interviewleitfaden

Befragte(r): _____

Interviewer: _____

Datum: _____

Uhrzeit: _____

Wichtige Punkte vor Beginn des Interviews:

- Vorstellung (Name, FH-Bielefeld)
- Einverständnis einholen
- Darlegung der Ziele der Befragung
- Ablauf erklären
- Information über die Audioaufnahme
- Auf die Anonymität der Befragung verweisen Aufgabenbereich des Interviewpartners erfragen (falls noch nicht geschehen)

Starten der Audioaufnahme

Einstiegsfrage:

Was fällt Ihnen zum Thema Fachkräftemangel in der Intensivpflege ein?

Interviewleitfragen

1. Aus welchen Gründen haben Sie Ihren Arbeitsplatz gewechselt??

2. Wie ist es möglich, Pflegekräfte auf der Intensivstation zu halten?

1

Lüttmann Hanno   17

Interviewleitfaden zum Thema Fachkräftemangel in der Intensivpflege von Hanno Lüttmann

3. Was muss Ihrer Meinung nach der Arbeitgeber tun, um die Mitarbeiter auf der Intensivstation zu halten?

4. Was muss unternommen werden, um Pflegepersonal für die Arbeit in der Intensivpflege zu gewinnen?

Schlussfrage:

- *Gibt es von Ihrer Seite noch Anmerkungen?*

- Für das Gespräch bedanken

Stoppen der Audioaufnahme

Nach dem Interview:
- Auskunft über weiteres Vorgehen
- Kontakte (Telefon, E-Mail) für weitere Fragen geben lassen

2

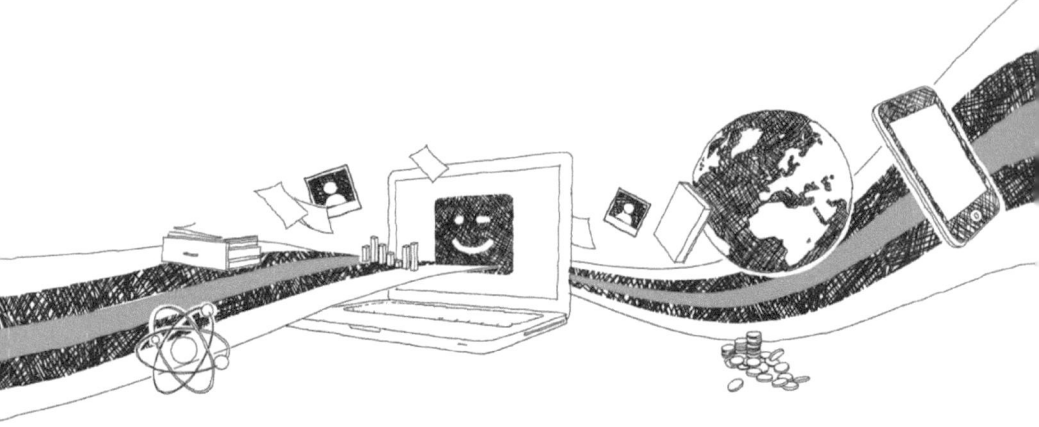
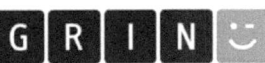